# Sternanis

## stärkt die Abwehrkräfte

## Hilft bei Blähungen

Monika Braun

Copyright © 2014 Monika Braun

All rights reserved.
Verlag: B.G.-p.OHG / Bad Kissingen
Printed in Germany by Amazon Distribution
GmbH, Leipzig

ISBN-13: 978-1499304312
ISBN-10: 1499304315

**EIN GESUNDHEITS-ZITAT:**

Die Gesundheit ist zwar nicht alles, aber ohne Gesundheit ist alles nichts.

Arthur Schopenhauer (1788 - 1860),
deutscher Philosoph

# Vorwort

Das erste Mal, dass ich mich mit Sternanis befasste, war an dem Morgen, als ich mit irrsinnigen Schmerzen im Unterbauch in den Praxisräumen meines Internisten auftauchte. Was das Eine mit dem Anderen zu tun hat, werden Sie fragen. Ich möchte es Ihnen sagen.

Seit Monaten hatte ich unheimliche Beschwerden mit der Verdauung. Immer nach der Einnahme von Mahlzeiten übermannte mich ein Völlegefühl im Bauchraum, verbunden mit unbeschreiblichen Blähungen. Es ist anstrengend damit zu leben und das Selbstwertgefühl leidet sehr.

Ich will ehrlich sein, mir ist bewusst, es ist kein geniales Thema, wohl aber menschlich. Und wie ich jetzt weiß, leiden unsagbar viele Menschen darunter.

Aber zurück. Eines Morgens, gleich nach dem Aufwachen merkte ich, dass in meinem Bauch was nicht stimmen kann.

Ich hatte solche heftige Bauchkrämpfe, dass mir das Aufstehen unheimliche Schwierigkeiten machte.
Was soll ich tun?

Zur Arbeit gehen – unmöglich. Also auf zu dem Arzt meines Vertrauens. Natürlich bin ich nicht gleich dran gekommen, ich hatte ja keinen Termin. Und das Warten wurde zur Qual.

Endlich! Jetzt hat der Arzt Zeit. Bereits bei meinem Anblick, merkte er sofort, dass in keinster Weise was stimmen kann und so schilderte ich ihm die mich quälenden Probleme der vergangenen Monate und meines jetzigen Zustandes. Wer so eine Situation schon mal erlebt hat, kann nachempfinden, wie „klein" man sich vorkommt.

(O-Ton, warum sind Sie nicht schon früher gekommen und bla…bla…bla.)

Um es kurz zu machen, er hat mir die nötigen Schritte aufgezeigt, und zwar: Ich sollte erst eine Darmreinigung machen.

O.K. dafür habe ich ja erst seit Kurzem mein Bambus Salz. (Siehe Kapitel: Weitere Kindle e-book Tipps) Deshalb benötige ich kein Chemiepülverchen etc. Und dann gab er mir den wertvollen Tipp.

Er meinte zu mir, Frau Braun, wenn wieder alles im Lot ist, dann bauen Sie Sternanis in Ihre Mahlzeiten mit ein. Nehmen Sie sich dieses Infoblatt mit und lesen es durch. Versuchen Sie es - probieren Sie diesmal.

Dass mich seine Aussage verblüffte, können Sie sich ja denken, was soll ich mit Sternanis? Was mach ich denn damit? Aber o.k. ich habe sowieso ein Faible für Natur(heil)mittel und demzufolge bin ich stets interessiert, Neues auf dem Gebiet zu erlernen.

Diese Begegnung liegt bereits einige Woche zurück. Mir geht es wieder prima und ich bin, seit dem Tipp des Arztes, ein total großer Fan von echtem Sternanis geworden. Die anfängliche Skepsis ist der positiven Erfahrung gewichen und ich möchte Sie, meine hochverehrten Leser und Leserinnen ebenso für Sternanis gewinnen.

Mit diesem Ratgeber lernen Sie das Wesentliche über Sternanis kennen und wie Sie ebendieses Naturheilmittel zur Linderung gegen Blähungen, Erkältungen, Kopfschmerzen und noch einigen anderen Krankheiten anwenden können.

Sternanis ein kleiner Stern mit kolossaler Wirkung!
Ich verspreche Ihnen, Sie werden begeistert sein.
Viel Begeisterung beim Lesen und Ausprobieren.
Ihre Monika Braun


**PS.** Allerdings möchte ich nicht den Anschein aufkommen lassen, dass Sternanis oder Sternanis - Extrakt ein Wundermittel für Krankheiten und Beschwerden aller Art ist. Bitte bedenken Sie und dies will ich klar betonen, bei Schmerzen – Unwohlsein etc. zögern Sie auf gar keinen Fall, machen Sie keine Selbstheilungsversuche, sondern suchen Sie sofort Ihren Arzt oder Facharzt des Vertrauens auf.

# Inhaltsverzeichnis

Sternanis stärkt die Abwehrkräfte und hilft bei Blähungen

Vorwort

Inhaltsverzeichnis

Woher kommt Sternanis eigentlich?

Warum ist Sternanis gesund?

Welche Arten von Sternanis gibt es?

Sternanis kenne ich aber nur als Gewürz

Heilwirkung von Sternanis

Wie ich meine Blähungen mit Sternanis loswurde!

Kann Sternanis bei Schnupfen und Heiserkeit auch helfen?

Bringt Sternanis bei Neurodermitis wirklich Linderung?

Schwangerschaft und Sternanis verträgt sich NICHT!

Sternanis und ein Baby vertragen sich aber wieder

Wo ist Sternanis überall anwendbar?

Wichtiger Hinweis

Ein Buchtipp über eine Gewürzreise

Wo kann ich echten Sternanis kaufen?

Schlusswort zum Ratgeber. Sternanis

Über Monika Braun

Rechtliches

Impressum

Weitere Kindle e-book Tipps

## Woher kommt Sternanis?

Hauptursprung von Sternanis war China und Vietnam, heute wird er in den tropischen Gebieten Indiens, Chinas, Indochinas, Japans, Vietnams und den Philippinen angebaut. Der echte Sternanis wächst als immergrüner Baum. Dieser Sternanis-Baum aus der Familie der Anisgewächse kann ohne Frage eine Wuchshöhe von bis zu 20 m erreichen. Sternanis-Bäume zieht man heutzutage in weitläufigen Plantagen.

Die Pflanze bevorzugt leichte, sandige Böden, die eher sauer sind. Er mag außerdem Halbschatten oder sonnige Standorte. Die tiefroten Blüten stehen einzeln in den Blattachseln.

Aus den Blüten der Sternanis-Arten entwickeln sich Früchte. Die Frucht des Baumes ist der Sternanis. Das sind dunkelbraune, ledrig holzige, rosettenartige, reizvoll geformte Sterne. In der Reife springen die Früchte auf und zeigen die braunen, glänzenden Samenkörner.

15-jährige Sternanisbäume können dreimal im Jahr kurz vor Reifheit abgeerntet werden. Der jährliche Ertrag eines ausgewachsenen Baumes beträgt etwa 30-40 kg.

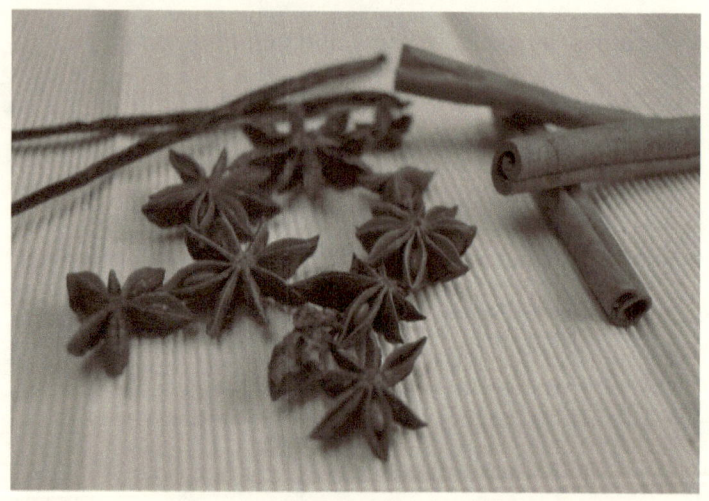

## Warum ist Sternanis gesundheitsfördernd?

Diese Frage ist mit einem Satz zu klären.

Es sind die folgenden wertvollen Inhaltsstoffe wie: Shikimisäure, Ätherische Öle, Anethol, Anisöl, Cineol, Carvon, Gerbsäure, Limonen, Foeniculin, Linalool, Saponine, Terpene, Rutin, Safrol, Kamphen

## Welche Arten von Sternanis gibt es?

1; Es gibt den echten Sternanis, welcher zum Würzen und zur Heilung verschiedener Beschwerden genommen wird. Preislich etwas höher angesiedelt.

2; Und es gibt den Sternanis, der in Japan klassisch als Räucherwerk verbraucht wird, er sich allerdings nicht als Würzmittel eignet, da er gesundheitsschädigend ist und Leber, Nieren und Blase auf Dauer erheblich schädigen kann.

3; Oder der Sternanis, welchen Sie zum Basteln benutzen. Bitte diesen ebenso weder zum Würzen noch zur Einnahme verwenden.

**Vergiftungsgefahr!**

# Sternanis kenne ich aber nur als Gewürz

Sternanis zählt für viele Menschen zu den aufdringlichen Wintergewürzen. Es verströmt einen ausführlichen Duft nach Anis, Fenchel und Lakritze. Riechen wir selbigen Duft doch auch bei einem Bummel über den Weihnachtsmarkt. Neben der extremen Würzkraft des Sternanises besitzt er auch über eine wertvolle Heilkraft und kann in der Küche facettenreich eingesetzt sein. Näheres hierzu, weiter unten in diesem Ratgeber.

In der Küche ist der Sternanis für mich persönlich ein beliebtes Gewürzmittel geworden. Benütze ich es bei Gerichten, vor allen Dingen asiatischen Speisen sehr, sehr gerne, da mir neben dem Geschmack auch die wohltuende Wirkung von Sternanis mittlerweile bekannt ist.

Denn bereits im Verlauf der Nahrungsaufnahme hilft der Anis sofort, eventuellen unschönen Bauchbeschwerden wie etwa Blähungen gegenzusteuern. Personen, welche mit Flatulenz zu kämpfen haben, wissen wovon ich Rede.

Noch vor einigen Wochen hatte ich stets dieses Problem.
Seit der regelmäßigen Einnahme von Sternanis plagen mich diesbezüglich keinerlei Beschwerden mehr.
Stammleser meiner Ratgeber sind es gewohnt, dass ich persönlich alles selber teste, bevor ich davon schreibe.

*(...unverblümt und ohne Schnörkel, einfach die Wahrheit....)*

Davon einmal ausgenommen: Anis ist ebenso ein hervorragendes Gewürzmittel und kann Lebensmitteln eine charakteristische Note verleihen.
Probieren Sie es einfach aus. Es schmeckt köstlich.

Da die Anissterne total schön geformt sind, werden sie den meisten Gerichten als ganzen Stern beigegeben.

Man kann das Gewürz aber auch mit einem Mörser zu Pulver verarbeiten, sollte dieses aber dann sofort verwenden, weil sich das Aroma rasch verflüchtigt.

Zusammen mit Fenchelsamen, Zimt, Gewürznelke und Szechuanpfeffer wird der echte Sternanis in der chinesischen Küche als Fünf-Gewürze-Pulver verwendet.

Welches man auch selber herstellen kann, das Rezept und die Anleitung habe ich hier, gleich folgend, für Sie notiert.

Ebenso kann gemahlener Sternanis auch ein extrem wirkungsreicher Bestandteil des indischen Currys sein.

Es gibt verschiedene Kochbücher, die Ihnen außergewöhnliche, schmackhafte Rezepte für ein indisches Curry vorschlagen.

Eines davon ist von Herrn Schuhbeck. Siehe Buchtipp am Ende dieses Ratgebers. Ich habe viel aus seinem Buch, bezüglich der unterschiedlichsten, aromatischen Gewürze gelernt.

Asiatische Fleischgerichte wie die Pekingente werden ebenso mit Sternanis aromatisiert. Achten Sie darauf, wenn Sie das nächste Mal zu Ihrem Lieblingschinesen gehen.

Auch für eine würzige Brühe namens Lushui, die vielseitig in der chinesischen Küche verwendet wird, wird Sternanis als eines der zahlreichen Gewürze benutzt.

# Fünf - Gewürze – Pulver – so wird es gemacht

<u>Zutaten für die Mischung sind:</u>

2 Stangen Zimt

6 Stück Sternanis

1 EL ganze Gewürznelken

1 EL Fenchel Samen

1 EL Anis oder Szechuanpfeffer oder wenn beides nicht zur Hand:

Schwarze Pfefferkörner

<u>Die Zubereitung</u>

Die Zimtstangen in mehrere kleinere Stücke brechen.

Alle Gewürze im Mörser zu feinem Pulver zermahlen.

In ein sterilisiertes Glas füllen und luftdicht verschließen, da ansonsten das Aroma rasch verloren geht.

Anstelle mit der Hand alles im Mörser zu mahlen, können Sie natürlich auch eine schlichte Küchenmaschine verwenden. Es ist ohnehin etwas Arbeit und ich bereite mir deshalb immer einen kleinen Vorrat zu.

Wie gesagt zum Würzen – einfach herrlich.

Vor Kurzem habe ich Zitronen-Leiterchen im Ofen zubereitet – siehe Foto-. Auch hier durfte das Gewürz nicht fehlen. Lecker!

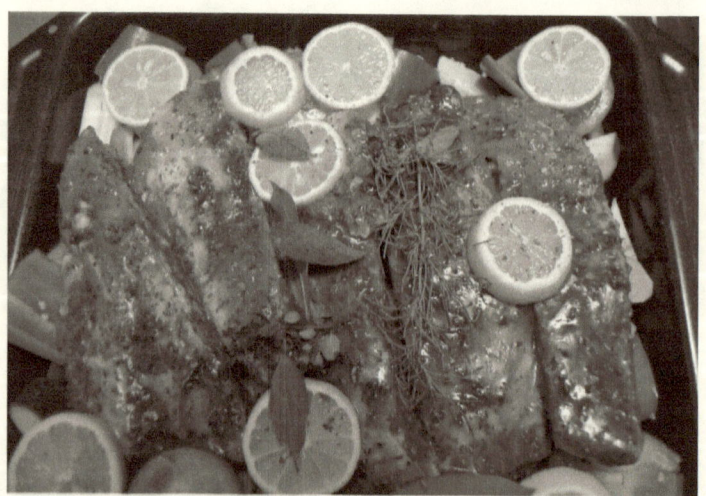

(Leider wird das Buch in S/W- gedruckt, so dass Sie die Farbenpracht nicht so deutlich sehen können)

# Heilwirkung von Sternanis

Sternanis wird bereits seit der Antike als Heil- und Gewürzpflanze verwendet. Besonders an ihm ist, dass er in der Natur weder von Schädlingen noch von Krankheiten befallen wird, dank gewisser Wirkstoffe, die auch unseren eigenen Abwehrkräften zugutekommen. Sternanis ist:

Anregend – antibakteriell – antimykotisch* -antiocidativ – entblähend – entspannend – entkrampfend – entzündungshemmend – harntreibend – magenstärkend – schleimlösend

Sternanis bringt wieder Fröhlichkeit im und am Leben, um es auf den Punkt zu bringen.

* Ein Antimykotikum (Mehrzahl: Antimykotika) ist ein Arzneimittel zur Behandlung von Pilzinfektionen – Quelle Wikipedia

Monika Braun

# Wie ich meine Blähungen mit Sternanis loswurde!

Es sind das ätherische Öl, die Gerbstoffe und die fetten Öle, die dem Sternanis seine heilenden Kräfte verleihen. Die Wirkstoffe, welche im Anis sitzen, eignen sich nachweislich für die Linderung von Beschwerden im Bereich der Verdauung wie beispielsweise leidigen Darmblähungen und Schmerzen im Unterbauch. Und dass dies unangenehm ist, kann ich Ihnen garantieren.

Da macht „Essen gehen" kein Vergnügen, wenn Sie unter Blähung leiden.

Bei Wikipedia steht im Folgenden zu Flatulenz: Flatulenz (von lateinisch flatus = ‚Wind', ‚Blähung') bezeichnet die verstärkte Entwicklung von Gasen (beispielsweise Methan, Kohlenstoffdioxid, Schwefelwasserstoff und anderen Gär- bzw. Faulgasen), im Magen und/oder Darm, wonach es zum rektalen Entweichen (Flatus) von Darmgasen kommt. Sitzen diese Darmgase fest (Flatus incarceratus), kann es zu schmerzhaften Bauchkrämpfen kommen. Quelle: Wikipedia

Und dass die Lösung meiner Probleme so einfach ist, hätte ich auch keinesfalls vermutet. Aber, ich versichere Ihnen, durch die regelmäßige Einnahme von Sternanis sind diese Komplikationen (Blähungen) weg. Ohne Schwierigkeiten fort! (Ausnahme im Urlaub, da hat man es ja nicht immer griffbereit.)

Ich nehme Sternanis unterschiedlich zu mir.
Hier einige Möglichkeiten:

**A; als Tee**
Hierzu zermahle ich 2 echte Sternanis Sterne in meinem Mörser. Das zermahlene Pulver gebe ich in eine größere Kanne und übergieße diesen dann mit heißem Wasser. Über den Tag verteilt trinke ich dann die Karaffe in kleinen Schlückchen weg. Auch kalt überaus hervor ragend.

**B; als Gewürz**
…ist Sternanis bei mir gar nicht mehr wegzudenken. Deftige Speisen bekommen bei mir immer eine Prise Sternanis (1/2 Teelöffel) oder mein selbst hergestelltes Fünf-Gewürz-Pulver. Rezept siehe oben.

**C; als Massageöl**

Nun, so ab und an ist man eingeladen und schlägt über die Stränge, soll heißen man isst zu viel – zu ungesund. Oder im Urlaub, man ist nicht in seiner gewohnten Umgebung, fremde Länder, unvertraute Sitte, andersartiges Essen - schon ist es passiert. Der Bauch krampft sich zusammen.

Mein Tipp ist: Sternanis mahlen, oder zwei Sternanis-Kapseln öffnen (Empfehlung von einer Freundin), den Inhalt in ein Gefäß geben und Öl dazugeben. Es soll zu einer cremigen Masse verrührt werden.

Jetzt heißt es entspannen und den Bauch mit der selbst hergestellten Paste einreiben. Mit leichten Bewegungen den gesamten Bauchraum massieren. Sie werden erkennen, nach einer Weile tritt die entkrampfende Wirkung ein.

**D;** als Beigabe in den Joghurt/Müsli

Einfach gemahlenen Sternanis in jenes Frühstücks-Joghurt / Müsli mengen. Schmeckt prima. Wer den Geschmack am Morgen allerdings noch nicht ab kann, als Zwischensnack ist so ein Milchprodukt auch extrem lecker.

**E;** als Beigabe zum Smoothie
Wenn Sie auch ein Fan von selbst hergestellten Smoothies sind, dann ist das Beimengen von Sternanispulver ein Königsweg. Testen Sie es einfach aus und geben Sie Ihrem (Bananen) – Smoothie einen ½ Teelöffel gemahlenen Sternanis dazu. WOW. (Aber Geschmacksache)

Sie sehen Sternanis in das tägliche Leben zu integrieren, ist wahrhaftig problemlos. Man sollte es nur versuchen. Und wenn einem das ein oder andere nicht behagt, dann einfach etwas Neues ausprobieren.

Irgendetwas schmeckt immer. Und wenn es in den nächsten Kuchen oder Pizzateig beigemengt wird. Probieren Sie – Testen Sie.

Und der Dank geht an jener Stelle auch an den Arzt meines Vertrauens, dass er mich auf Sternanis aufmerksam machte. Ohne ihn würde ich heute noch an diesen leidlichen Blähungen leiden.
Vielen Dank, Herr Doktor!

# Kann Sternanis bei Schnupfen und Heiserkeit auch helfen?

Auch hier ein Eindeutiges JA.

Sobald sich bei mir oder eines meiner Familienmitglieder ein leichter Schnupfen oder grippeähnliche Symptome bemerkbar machen, ist der Mörser im Einsatz. Dort werfe ich dann ca. 3 ganze Sterne – mit Kernen- hinein und zerkleinere diese. Ich muss Sie warnen, es macht allemal Mühe die Sterne komplett fein zu mahlen. Also etwas Geduld.

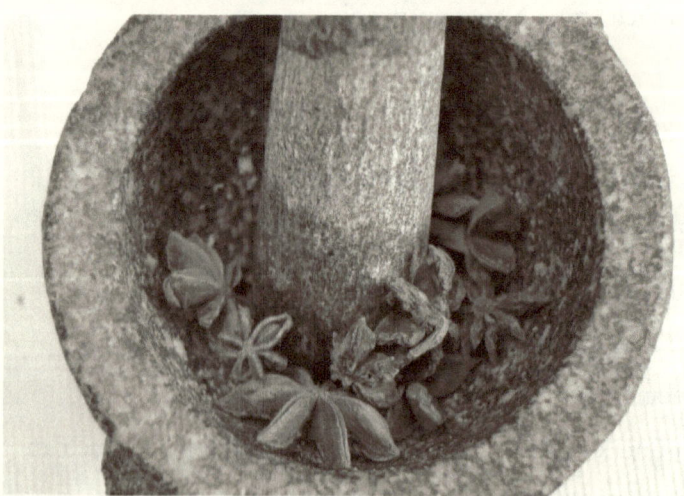

Danach wird ohne Frage ein Esslöffel in den Joghurt gemischt und gegessen.

Nach einiger Zeit folgt noch ein Salbeitee ebenfalls mit einem ½ Teelöffel Sternanispulver pro Tasse. Natürlich können Sie jeden beliebigen Tee wählen, oder auch nur heißes Wasser. Hauptsache Sie nehmen dieses herrliche (Naturheil-) Gewürz zu sich.

Nach ein paar Tagen ist alles wieder gut überstanden und man ist vollkommen auf dem Posten. Zusätzlich wirkt sich Sternanis positiv auf Husten und Bauchbeschwerden aus. Rundum für uns ein Weltklasse-Produkt!
Oder besser gesagt ein: Weltklasse – Stern!

Ich habe mir erklären lassen, dass es bereits Sternanis Kapseln zu kaufen gibt, welche über die selbige Wirkung verfügen sollen.

Eine Bekannte versorgt damit immer Ihre Familie bei grippalem Infekt und kommt prima damit klar. Okay, über diese Dragees kann ich noch nicht so viel sagen, da ich stets die Sternanis-Sterne benutze.

Ihre Vorgehensweise bei Schnupfen und Heiserkeit:
 **– Sie inhaliert Sternanis.**

Den Inhalt von 1 bis 2 Kapseln – je nach Stärke der Erkältung- gibt sie in eine Schüssel mit dampfendem Wasser. Vermutlich kommt es Ihnen bekannt vor, ja es ist die gleiche Vorgehensweise wie bei dem geläufigen „Kamillenbad".

Kopf darüber halten, mit einem leichten Handtuch abdecken. 20 Minuten durch Mund einatmen. Meine Bekannte sagt, dass besagter Zeitabschnitt total ausreichend ist. Okay sie muss es wissen.

## Bringt Sternanis bei Neurodermitis Linderung?

JA. Studien haben gezeigt, dass Menschen, welche unter Neurodermitis leiden, nach einer Behandlung mit Sternanis – Extrakt eine erhebliche Abschwächung hatten. Selbiger Extrakt wirkt Entzündungen und einer Allergie entgegen. Privat habe ich hierzu keine praktische Erfahrung und ich würde leidtragende Personen bitten, sich unbedingt mit einem Heilpraktiker oder einer Apothekerin Ihres Vertrauens zu besprechen.

Da ich persönlich nicht mit diesem Problem Neurodermitis betroffen bin, kann ich keinerlei Erfahrungswerte hier weitergeben.
Natürlich freue ich mich, wenn Sie mir Ihre Erfahrungen verraten. Schreiben Sie mir, es würde mich brennend interessieren. Dieser Ratgeber lebt von eigenen Erkenntnissen und kann mit Ihrer Hilfe jederzeit erweitert werden.

## Schwangerschaft und Sternanis, verträgt sich NICHT!

Diesen Hinweis möchte ich Ihnen dringend geben, sofern Sie schwanger sind, lassen Sie die Finger von Sternanis. Der Grund ist wegen erdenklicher hormoneller Wirkungen und noch fehlender ausreichender Untersuchungen.

Ich habe zwar gelesen, dass kleinere Mengen in keiner Weise schädlich sein sollen, aber die Warnhinweise sind trotzdem hoch. Also man sollte es nicht herausfordern.

Das Interessante allerdings, ist das Baby auf der Welt, kann man sich der wohltuenden Wirkung von Sternanis wieder bedienen. Es heißt, Sternanis fördert den Milchfluss der Mutter.

Persönlich würde ich ohne Frage vor der Wiederbenutzung des Sterns mit meiner Frauenärztin sprechen.

## Sternanis und ein Baby vertragen sich aber wieder

Für Babys hat der Sternanis wunderbare Heilwirkungen parat. Und zwar wenn unser Baby Blähungen und Krämpfe plagen. Nicht mehr zu stillende Säuglinge kann man einen Sternanistee aufkochen und dann etwas ins Fläschchen davon geben. Wenn Husten Probleme unser frisches Familienmitglied quälen, kommt gemahlener Sternanis bei Nacht in die Söckchen. Vermutlich schmunzeln sie jetzt, aber dort ist das Sternanispulver während der nächtlich unkompliziert aufgehoben.
Der heilende Effekt kann sich frei entfalten.

Oder man mischt sich mit Öl und gemahlenen Sternanis eine cremige Konsistenz und verteilt es dann sanft auf das Bäuchlein des Babys. Wohlig einwickeln - ein Liedchen singen und schlafen.

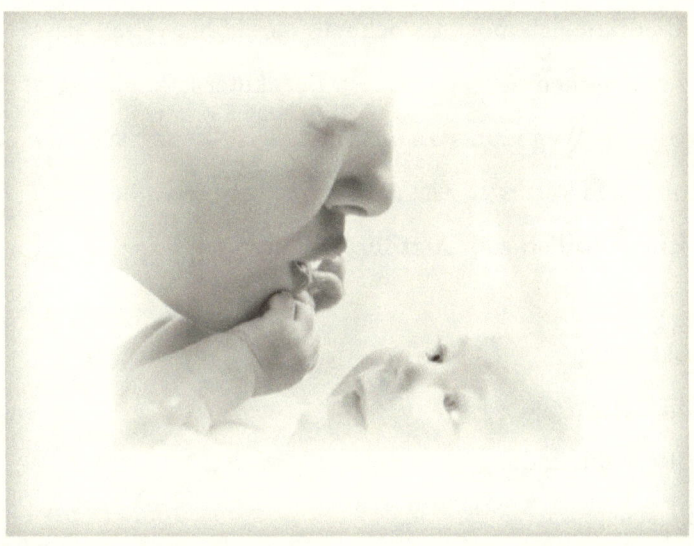

**Wo ist Sternanis überall anwendbar?**

A; Natürlich in der Küche als Gewürz. Mittlerweile für mich undenkbar es nicht zu benutzen. Mahle, bzw. mörsere mir immer ein kleines Gläschen als Vorrat.

B; Sternanis hilft bei nächstfolgenden gesundheitlichen Beschwerden.

Nachfolgend zeige ich Ihnen auf, bei welchen Krankheitsbildern Sternanis eine Linderung bringen kann. Aber bitte, ich möchte nochmals darauf hinweisen, dass Sternanis kein Allheilmittel ist. Bei akuter Erkrankung ist der erste Weg immer zu dem Hausarzt. Wenn Sie innerhalb kürzester Zeit merken, es wird nicht besser, dann sofort ab zum Arzt Ihres Vertrauens.

Akne

Blähungen

Blasenentzündung

Blasenschwäche

Bronchitis

Bakterielle Infektionen

Fieber

Grippe

Herpes Infekt

Hexenschuss

Kopfschmerzen

Krebs

Muskelkrämpfe

Nervenschmerzen

Neurodermitis

Schnupfen

Verdauungsprobleme

Virusinfektion

Vitiligo (Weißfleckenkrankheit)

Fazit: Sternanis stärkt die Abwehrkräfte

**Wichtiger Hinweis**

Achten Sie beim Kauf von Sternanis, dass Sie den echten Sternanis erwerben. Man kann zwar in der heutigen Zeit davon ausgehen und auch verhältnismäßig sicher sein, dass die zum Verzehr gedachten Sternanis-Produkte geprüft sind. Dennoch, man ist immer geneigt zum günstigen Erzeugnis zu greifen, welches Sie im Bastelladen zu kaufen bekommen.

Selbiger japanischer Sternanis ist leicht zu verwechseln, kann aber beim Verspeisen zu Vergiftungen führen.

Monika Braun

## Die Symptome dieser Vergiftungskrankheit sind

Erbrechen, Sehstörungen sowie ernsthafte Schädigung der Nieren, der Harnwege, des Verdauungssystems und des Nervensystems. Nochmals verwenden Sie zur Einnahme niemals Sternanis, der zum Räuchern oder für Dekoration angeboten und verkauft wird.
Ebenso sollte Sternanis bei einer Schwangerschaft, bei einer hormonabhängigen Krebsart und bei Endometriose* aufgrund der ätherischen Öle nicht verwendet werden.
*Endometriose Quelle Wikipedia bedeutet:
Endometriose (von altgr. ἔνδον endon ‚innen‘, μέτρα metra ‚Gebärmutter‘ und ωσις osis ‚Erkrankung‘) ist eine häufige, gutartige, aber oft schmerzhafte chronische Erkrankung von Frauen, bei der Gebärmutterschleimhaut (Endometrium) außerhalb der Gebärmutterhöhle (ektop) vorkommt. Wie die normale Gebärmutterschleimhaut verändert sich auch die ektope Gebärmutterschleimhaut während des Menstruationszyklus. Die Endometriose tritt meist im unteren Bauch- bzw. Beckenraum auf. Häufig sind dabei die Eierstöcke betroffen.

## Ein Buchtipp über eine Gewürzreise

Ich möchte nicht vergessen, Sie auf ein spannendes Buch aufmerksam zu machen. Und zwar trägt es den Titel:
**„Meine Reise in die Welt der Gewürze",**
von Alfons Schuhbeck. Man kann jetzt von besagtem Meisterkoch halten was man will, aber dieses Buch ist in der Tat einmalig. Erfahren wir doch viele interessante Neuigkeiten über eine grandiose Gewürzwelt.

Warum ich Ihnen bereits benanntes Buch empfehle, hat den Grund.
**Ich darf zitieren:**
Unsere Welt wäre ohne Gewürze eine andere, als sie ist. Die Geschichte der Aromen – von den frühesten Anfängen vor mehr als 5.000 Jahren über das alte Babylon und das alte Rom bis zum Mittelalter – deckt sich in erstaunlicher Weise mit der Chronik der Menschheit. Es gibt wissenschaftliche Abhandlungen, die in Teilen auf diese Tatsache eingehen; doch so umfassend und ausführlich wie im Buch von Alfons Schuhbeck („**Meine Reise in die Welt der Gewürze**") wurde die Geschichte der Gewürze und ihre Analogie mit der

Menschheitsgeschichte noch nie erzählt.

Quelle: Pressestelle des Zabert – Sandmann Verlag

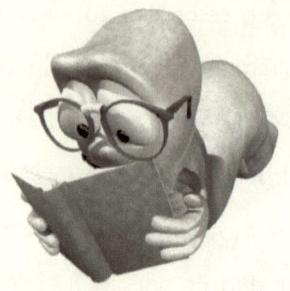

Wenn Sie dieses Buch in einer Buchhandlung erblicken, sehen Sie rein.

Es lohnt sich. Viel Spaß…

# Wo kann ich echten Sternanis kaufen?
## http://bit.ly/ebooksofashop

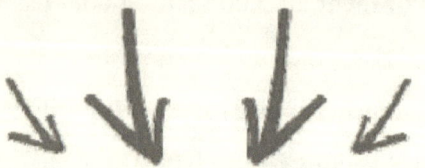

In jedem anständig sortierten Discounter.

Im Reformhaus nehme ich mir diesen auch mit.

Oder schlicht und ergreifend im Internet.

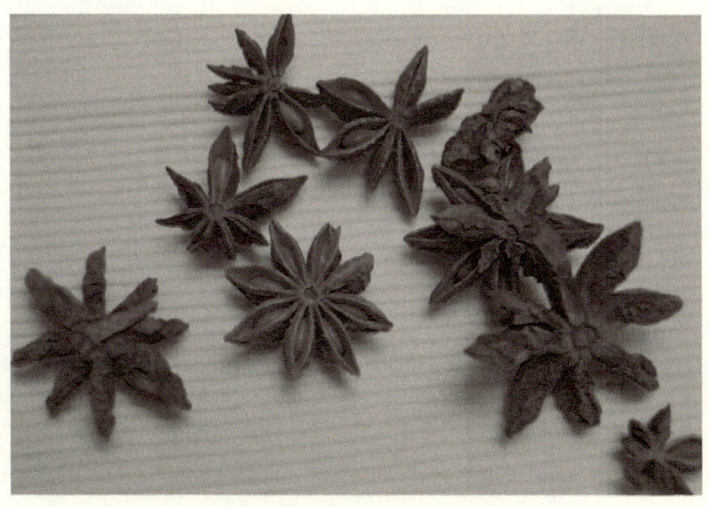

http://bit.ly/sternanis

Sternanis gibt es gemahlen zu erwerben, wovon ich persönlich allerdings abrate, denn das Pulver verliert rasch an Aroma. Ich kaufe stets ganze Sterne.

Der Geschmack und Duft von Sternanis ist dem des Anis, (Pimpinella anisum) ähnlich. Sternanis harmoniert vor allem mit Gewürzen wie Gewürznelken, Pfeffer, Piment, Ingwer, Knoblauch, Koriander, Kardamom und Kurkuma.

Monika Braun

# Schlusswort zum Ratgeber. Sternanis

Zum Ende möchte ich Ihnen noch eine wahre Geschichte mitteilen, welche ich vor Kurzem in dem Gesundheitsblatt raum & zeit gelesen habe. Und zwar handelt es sich um Herrn Richard Weixler (www.sos-regenwald.at) der in jedem Jahr, im Rahmen seiner Indianer Schutzprojekte zu vollständig isoliert lebenden Stämmen nach Peru und Brasilien aufbricht.

Dort machte er die Erfahrung, dass diese Naturvölker keine Medikamente vertragen, im Gegenteil. Nicht das die Menschen äußerst anfällig sind, wahrhaftig nicht.

Dennoch sind die Stammesmitglieder machtlos, was die Verbreitung von Virus-Erkrankungen betrifft, welche durch Kontakte von Holzfäller, Missionaren in die Völker eingeschleppt werden. Herr Richard Weixler besann sich auf die Wirkungskraft von Sternanis und versuchte es damit. Je nach Alter verabreichte er täglich eine Dosis Sternanis in Pulverform und nach wenigen Tagen nahm die Erkrankung ab. Alle vom Grippevirus infizierten wurden geheilt.

Natürlich können Sie einwerfen: „Ist ja logisch, dass die Grippe sich nach einiger Zeit wieder zurückzieht". Da haben Sie auch vollkommen recht, allerdings nicht bei diesen Naturvölker. Hier kann so ein grippaler Infekt auch mal zum Tode führen. Weitere Ausführungen zu diesem Punkt erfahren Sie auf der oben genannten Webseite. Enorm interessant.

**Weitere Kindle E-books**

Bücher, welche meine Freundin und ich bei Kindle bereits veröffentlicht haben.

Gegebenenfalls interessiert Sie ja noch ein anderes Thema, dann klicken Sie einfach auf das jeweilige Cover, sprich Bild und innerhalb von Sekunden erhalten Sie weitere Informationen zu dem ausgesuchten Buch. Alle unsere Ratgeberbücher finden zum größten Teil auf der Bestseller – Liste von Amazon Kindle

….Viel Spaß!

Monika Braun

## Fit in 7 Tagen mit BambusSalz

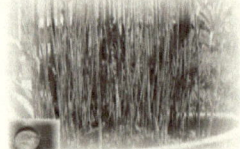

Ein altes Naturheilmittel bewirkt Wunder

Monika Braun

Ihr Ratgeber für ein altes Naturheilmittel

Als Taschenbuch & E-Book bestellen bei Amazon

**https://www.amazon.de/dp/B00ID9XLR4**

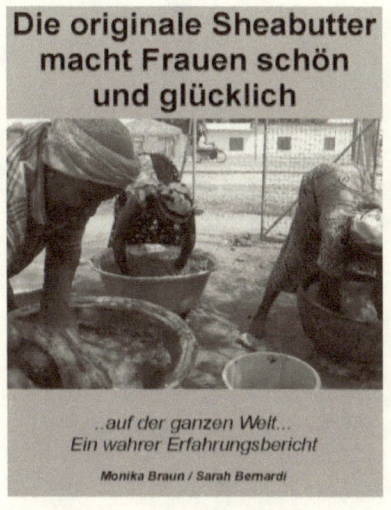

Aber nur die Original –Sheabutter bitte

_____

Als e-book bestellen bei Amazon

https://www.amazon.de/dp/B00BUL2506

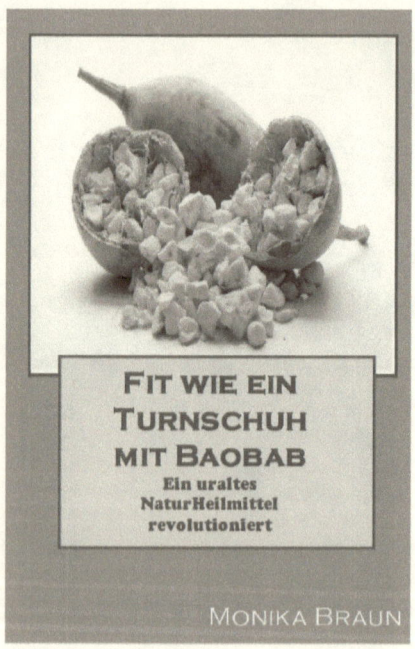

Baobab ein NaturfruchtPulver
Kämpfer gegen alle Infektionen…..

---

Als gebundenes Buch bestellen
**http://bit.ly/baobab-ratgeber**

Dieses ebook wird Ihnen mit 50 wertvollen Erfahrungstipps den Weg zeigen, wie auch Sie es schaffen, einen erfolgreichen Flirt zu beginnen.

Sarah Bernardi

## Die 50 Tricks der Flirt-Besten unter uns

Als e-book bestellen bei Amazon

[https://www.amazon.de/dp/B00CB374HG](https://www.amazon.de/dp/B00CB374HG)

Monika Braun

7 Suppen und 10 Regeln

haben mein Leben

verändert

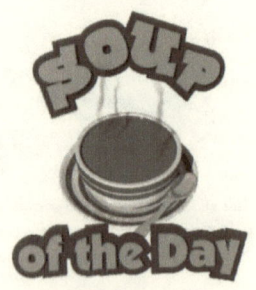

Gina Schneeberg

**Flüssig abnehmen geht einfach und funktioniert**

Als e-book bestellen bei Amazon

**https://www.amazon.de/dp/B00C1FWK9Q**

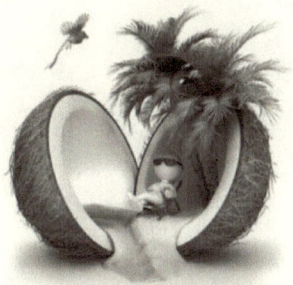

## Kokosnuss-Öl – eine GesundheitsGeheimwaffe?

Als e-book bestellen bei Amazon

**https://www.amazon.de/dp/B00BKLLAX4**

Monika Braun

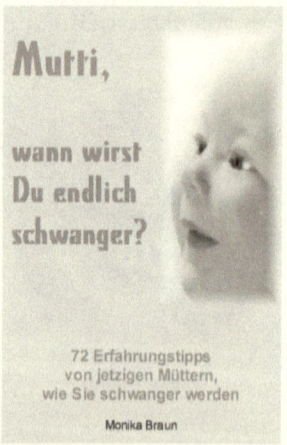

**72 ErfahrungsTipps von Müttern.**

Als e-book bestellen bei Amazon

https://www.amazon.de/dp/B00EAO2BQI

# Rechtliches

Dieses E-Books bleibt geistiges Eigentum des Autors und ist urheberrechtlich geschützt. Das E-Book darf weder ganz noch teilweise in irgendeiner Form, ohne Zustimmung des Autors, bzw. Verfassers vervielfältigt, kopiert, übersetzt, mikroverfilmt und weitergegeben, sowie auf eigenständigen Medien oder Datenbanken ab gespeichert werden.

Der Autor distanziert sich von den Inhalten zu allen evtl. externen und weiterführenden Links und Webseiten, die in diesem E-Book festgehalten sind. Sollten Amazon – Hyperlink in diesem E-Book enthalten sein, übernehmen wir keine Garantie, ob der jeweilige Artikel auf Lager ist. Bei einem Kauf über diesen Link erhält der Autor eine minimale Vermittlungsgebühr von Amazon oder einem anderen Affiliate -Partner.
Welches allerdings nicht Grundlage der Nennung des Links ist, sondern nur als Information zu einem evtl. Erwerb. Alle genannten Daten haben den Stand 05/2014- für eventuelle Änderungen des Inhaltes wird keine Haftung übernommen.

Eine Haftung oder Mithaftung durch gesetzeswidrige Inhalte zu externen Webseiten wird ausgeschlossen, da der Autor keinen Einfluss auf die Entstehung, Entwicklung oder Veränderungen der unter den angegebenen Domains laufenden Webseiten hat. Auch wenn Sie die rechtlichen Hinweise möglicherweise langweilen, aber die müssen halt sein.

Fotonachweis: Animotionfactory,/ Eigene Aufnahmen / (Laienaufnahmen, kann also schon mal was unscharf sein -sorry),

# Impressum

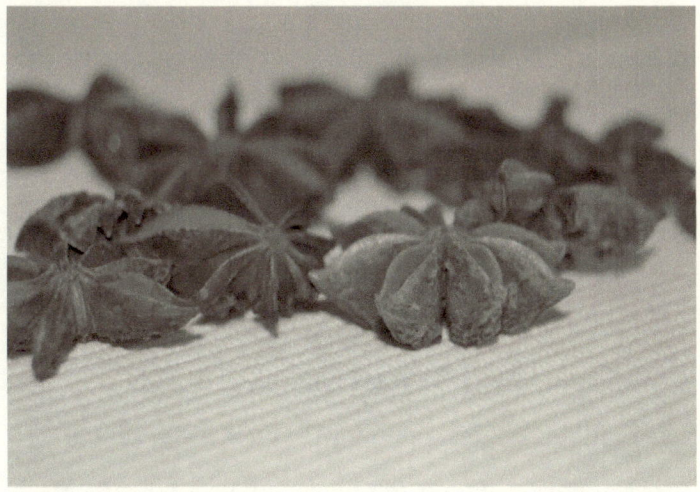

Monika Braun

mehrwissen57@web.de

Wenn dieser Ratgeber bei Ihnen auf positiven Grund gefallen ist, freue ich mich über eine Weiterempfehlung oder einer netten Besprechung, etwa bei amazon.de. Ratgeberbücher wie ebendiese leben von den Beurteilungen Ihrer Leser.

Falls Sie Fehler entdecken, teilen Sie mir diese Bitte per Email an: mehrwissen57@web.de mit.

So kann ich die Patzer unkompliziert und rasch beheben. Fehler in einer Rezension zu erwähnen, schadet dem Ratgeberbuch. Und dass leider längerfristig. Solange eben, wie er auf dem Markt ist – selbst wenn dann der Mangel bereits lange behoben ist. Danke!

Nochmals möchte ich darauf hinweisen, dass die in diesem Ratgeber genannten URLs, nicht als Werbung oder Kaufaufforderung zu sehen sind. Diese dienen einzig und allein Ihrer Informationsbeschaffung, sofern Sie möchten.

Aufgrund meiner Erfahrung ist die überwiegende Zahl der Leser und Leserinnen meiner E-Books immer stets erfreut, interessante Informationsquellen gleich zu finden, ohne lange auf die Suche gehen zu müssen.

Sollten Sie die Verlinkungen stören, sehen Sie bitte darüber hinweg oder senden Sie mir einfach eine E-Mail an:

mehrwissen57@web.de,

was Sie stört. Natürlich bin ich auch für positives Lob dankbar.

Kleine Anmerkung noch: Für einige medizinische Fachausdrücke bediente ich mich der Datenbank Wikipedia, da ich weder Arzt, Apotheker, noch Heilpraktiker bin. Mir es aber dennoch am Herzen gelegen ist, dass man mit diesen Fachbegriffen was anfangen kann.

Ich hoffe, ich konnte Ihnen viele wertvolle Ratschläge geben und bedanke mich für Ihren Kauf und das Lesen bis zu diesem jetzigen Zeitpunkt.

## Über Monika Braun

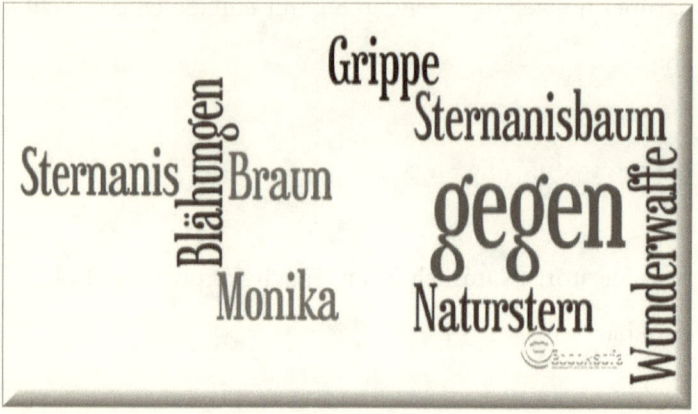

Die Autorin wurde 1964 in Nordrhein Westfalen geboren und lebt heute mit Mann und Ihren zwei Kindern in einem kleinen Städtchen in Bayern. Stets ein Auge auf die Natur und Gesundheit gerichtet, schreibt Sie über diese Themen und versucht den interessierten Leser, respektive Leserinnen, über nicht so bekannte Naturheilmittel aufmerksam zu machen.

Alles, was die Autorin Monika Braun niederschreibt, ist authentisch und nachvollziehbar.

Was als Hobby begann, ist zur Leidenschaft geworden und deshalb sind bereits einige Kindle Bestseller auf dem Markt.

www.ingramcontent.com/pod-product-compliance
Lightning Source LLC
Chambersburg PA
CBHW020712180526
45163CB00008B/3047